# BEI GRIN MACHT SICH IHR WISSEN BEZAHLT

AF136037

- Wir veröffentlichen Ihre Hausarbeit, Bachelor- und Masterarbeit

- Ihr eigenes eBook und Buch - weltweit in allen wichtigen Shops

- Verdienen Sie an jedem Verkauf

## Jetzt bei www.GRIN.com hochladen und kostenlos publizieren

GRIN :)

**Bibliografische Information der Deutschen Nationalbibliothek:**

Die Deutsche Bibliothek verzeichnet diese Publikation in der Deutschen National-
bibliografie; detaillierte bibliografische Daten sind im Internet über http://dnb.d-
nb.de/ abrufbar.

**Impressum:**

Copyright © 2017 GRIN Verlag
Druck und Bindung: Books on Demand GmbH, Norderstedt Germany
ISBN: 9783346093509

**Dieses Buch bei GRIN:**

https://www.grin.com/document/511723

Johannes Wiegand

# Roboter gegen den Pflegenotstand

GRIN Verlag

**GRIN - Your knowledge has value**

Der GRIN Verlag publiziert seit 1998 wissenschaftliche Arbeiten von Studenten, Hochschullehrern und anderen Akademikern als eBook und gedrucktes Buch. Die Verlagswebsite www.grin.com ist die ideale Plattform zur Veröffentlichung von Hausarbeiten, Abschlussarbeiten, wissenschaftlichen Aufsätzen, Dissertationen und Fachbüchern.

**Besuchen Sie uns im Internet:**

http://www.grin.com/

http://www.facebook.com/grincom

http://www.twitter.com/grin_com

Fachbereich Pflege und Gesundheit

# Roboter gegen den Pflegenotstand

Hausarbeit im Modul 3:
Gesundheits-/Pflegewissenschaftliches Arbeiten und Denken

Vorgelegt von:
Johannes Wiegand

Im Studiengang:
B. Sc. Gesundheitsförderung

WS 2016/17

Fulda, 14. März 2017

# Inhaltsverzeichnis

# 1 Einführung

## 1.1 Einleitung

Vor dem Studienbeginn hat der Verfasser bei einem Krankentransportunternehmen im Main-Kinzig-Kreis gearbeitet. Täglich wurden aus verschiedenen Krankenhäusern, Pflegeheimen und Privatwohnungen zahlreiche Patienten abgeholt, die nicht nur auf Pflege, sondern eben auch auf einen Fahrdienst angewiesen waren. Zum Großteil handelte es sich bei den Patienten um ältere Menschen, die aufgrund von physischen oder psychischen Einschränkungen nicht mehr selbstständig in der Lage waren Ortswechsel vorzunehmen. Bei der Abholung der Patienten für die Fahrt kam es häufig zu Verzögerungen oder Verspätungen, da das Pflegepersonal nicht fähig war, den Patienten rechtzeitig für den Krankentransport vorzubereiten. Ebenfalls bekam der Verfasser nahezu bei jedem Auftrag und in jeder Einrichtung mit, dass Stress offenbar zu dem Alltag eines Pflegebediensteten gehört und dass Hektik und Zeitdruck dessen ständige Begleiter sind. Die aus eigener Erfahrung geschöpften Anhaltspunkte für den vorherrschenden Pflegenotstand in Deutschland, werden zusätzlich durch die momentane Präsenz der Thematik über fehlendes Personal im Gesundheitswesen untermauert, sowie auch die folgende Statistik verdeutlicht.

**Abbildung 1 Statistik über die Wahrnehmung des momentanen Pflegenotstands**

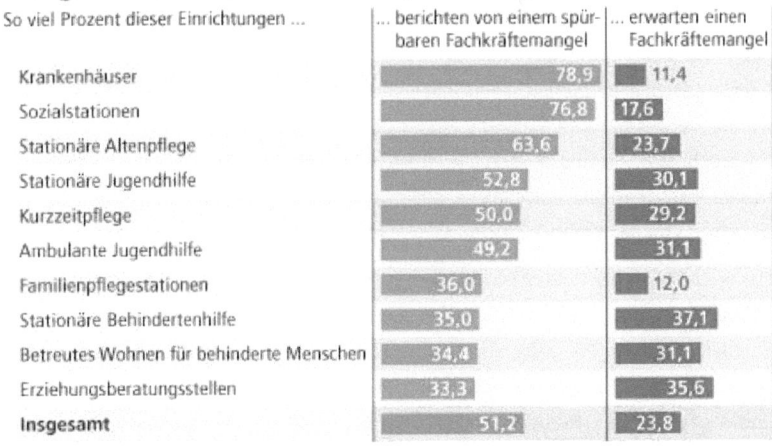

Quelle: Caritas 2011

1

Die Altersstruktur entwickelt sich, vor allem auch in Deutschland, ständig weiter in Richtung Überalterung der Gesellschaft. Das bedeutet, dass es immer mehr ältere Personen gibt, die mit einer hohen Wahrscheinlichkeit irgendwann gepflegt werden müssen. Dadurch bedingt verschlechtern sich die momentanen Probleme in den für die Pflege zuständigen Einrichtungen und Eigenheimen zunehmend. So stellt sich die Frage, wie man dem ohnehin vorhandenen Pflegenotstand entgegenwirken kann. Eine der vielversprechendsten Lösungsansätze stellt die Robotik dar. Diese bietet neue Möglichkeiten menschliches Personal zu entlasten, oder teilweise sogar einzusparen. Doch in wieweit Roboter die Zukunft der menschlichen Pflege sein können, welche Barrieren sie zur flächendeckenden Einführung überwinden müssen und welche Aufgaben Pflegeroboter übernehmen können, wird in den folgenden Annotationen behandelt.

## 1.2 Methodik

Für die Erstellung der Hausarbeit und der vorliegenden Annotationen wurde vorerst allgemein nach den möglichen Themen im Bereich Robotik in der Gesundheitsversorgung recherchiert. Dies erfolgte größtenteils über öffentliche Suchmaschinen im Internet, um ein grobes Verständnis über die Thematik zu erlangen. Schließlich hat sich der Verfasser auf die Fragestellung festgelegt, ob Roboter geeignete Helfer gegen den Pflegenotstand sind und ob sie überhaupt als Helfer akzeptiert werden. Nachdem ein erstes Verständnis über das Thema vorhanden war, wurde über wissenschaftliche Suchmaschinen, wie scholar.google.de oder link.springer.com oder über geeignete Datenbanken, wie Pubmed oder Filip nach passender Literatur gesucht. Dabei wurde das Erscheinungsjahr der Informationsquellen auf fünf Jahre beschränkt. Als deutsche und englische Suchbegriffe wurden verwendet: Pflegeroboter, Robotik in der Pflege, Serviceroboter, Akzeptanz von Pflegerobotern, Robotik gegen den Pflegenotstand, healthcare robots, robotic public health. Nachdem eine Auswahl an verschiedenen Literatur grob durchgearbeitet wurde, entschied sich der Verfasser für die folgenden drei aussagekräftigen Quellen.

Der erste Text „The Role of Healthcare Robots for Older People at Home: A Review" von Robinson et al. aus dem „International Journel of Social Robots" gibt vorerst Aufschluss darüber, was ein Pflegeroboter überhaupt ist und in welchen Ausführungen dieser vorzufinden ist. Anschließend handelt der Text von den alltäglichen sozialen, psychischen und physischen Problemen alter und bedürftiger Menschen und zeigt Lösungsmöglichkeiten auf, wie man diese mit Hilfe von Robotern bewältigen kann. In der zweiten Quelle über die „Einflussfaktoren auf die Anwendung von Robotik in Betreuung und Gesundheitsversorgung", die aus der schweizerischen Studie „Robotik in Betreuung und Gesundheitsversorgung" entnommen wurde, zeigen die Autoren_innen Becker et al. auf, welche individuellen, sozialen und ökonomischen Faktoren die Verbreitung und die Anwendung von Robotik in der Pflege wesentlich beeinflussen. Der dritte Text namens „Professionalisierung lebensweltlicher Krisen durch Technik – Zur Betreuung demenziell erkrankter Personen mittels sozial assistiver Roboter" von Pfadenhauer und Dukat ist ein Artikel aus einer österreichischen Zeitschrift für Soziologie. Er handelt von einer Studie über einen tierähnlichen Roboter, dessen Einsatz in einer Pflegeeinrichtung für Demenzkranke beobachtet wird.

# 2 Annotationen

## 2.1 The Role of Healthcare Robots for Older People at Home: A Review

Robinson, H.; MacDonald, B.; Broadbent, E. (2014): The Role of Healthcare Robots for Older People at Home. A Review. International Journal of Social Robotics, 6 4: 575–591.

Der Text von Robinson et al. wurde ausgewählt, da er Erkenntnisse über die Probleme und die Bedürfnisse von Älteren gibt und die dafür zur Verfügung stehenden technischen Lösungsansätze im Bereich Robotik vorstellt. Zudem verdeutlicht er zu Anfang, was überhaupt ein Pflegeroboter ist und in welchen Ausführungen er vorzufinden ist.

Ein Pflegeroboter ist ein Roboter, der darauf ausgelegt ist, Gesundheit zu überwachen oder zu fördern. Darüber hinaus hilft er bei Aufgaben, die krankheitsbedingt nicht oder nur schwierig bewältigbar sind. Zusätzlich schützt er den Nutzer vor einer weiteren gesundheitlichen Verschlechterung. Pflegeroboter sind in ihrer Funktionalität zu unterscheiden. Zum einen gibt es soziale Roboter und zum anderen gibt es Roboter für den Bereich Rehabilitation. Letztere sind darauf ausgelegt, körperliche Aufgaben auszuführen oder den Patienten bei einer körperlichen Aktivität zu unterstützen. Soziale Roboter hingegen sind einfach zu verstehende Wesen, die mit dem Bedürftigen in Verbindung treten und ihm als Begleiter dienen können. Soziale Roboter sind in der Lage mit den Patienten zu interagieren und ihnen bei Haushaltsaufgaben zu helfen, sowie ihre Gesundheit und Sicherheit zu überwachen (Brökens et al. 2009). Roboter können Menschen helfen länger unabhängig zu bleiben, indem sie medizinische, funktionelle und psychische Bedürfnisse überwachen (Robinson et al. 2014: 576). Außerdem sind sie entwickelt worden um physische, kognitive, medizinische und psychosoziale Probleme anzusprechen (Robinson et al. 2014: 575).

Physische und funktionelle Einschränkungen, wie Verlust von Mobilität, erhöhtes Risiko zu fallen oder nur beschränkt tägliche Unternehmungen zu tätigen, ist ein häufiger Grund, wieso Ältere nicht unabhängig bleiben können (Hirvensalo et al. 2000; Robinson et al. 2014: 577). Tägliche Unternehmungen können in zwei Gruppen unterteilt werden. Einmal in Aktivitäten des täglichen Lebens, wie Körperhygiene zu betreiben und zu essen; und einmal in instrumentelle Aktivitäten des täglichen Lebens, wie den Haushalt zu bewältigen und einzukaufen (de Veer/ de Baker 1994). Die Verminderung von physischen und funktionellen Fähigkeiten, wie Mobilität, zieht einen höheren Bedarf an Unterstützung und letztendlich eine häusliche Betreuung nach sich (Bassuk et al. 1999). Robotik ist in diesem Bereich darauf fokussiert, bei täglichen Aufgaben, wie beim Putzen und

Staubsaugen, behilflich zu sein, um den Bedürftigen ein Leben in der eigenen Wohnung ermöglichen zu können (Yi-Lin 2005). Zusätzlich können Roboter helfen Patienten hochzuheben, zu tragen oder als Begleiter zu dienen (Robinson et al. 2014: 581). Andere Roboter sind in der Lage Nutzer zu baden, wodurch die Privatsphäre der Gepflegten geschützt wird (Brooke 2004).

Ebenfalls führen kognitive Einschränkungen dazu, dass Menschen abhängig und somit meist pflegebedürftig werden. In Folge von kognitiven Beeinträchtigungen können Probleme mit der Orientierung, Erinnerung, Selbstsicherheit und der Fähigkeit, auf sich selbst aufzupassen, auftreten. Daraus resultiert, dass der Betroffene auf Andere, oft auf die Familie oder Freunde, angewiesen ist und für diese eine große Belastung darstellt. Deshalb eine große Belastung, da eine ständige Überwachung des Patienten von Nöten ist (Brodaty et al. 2003; Ory et al. 1999). Kognitives Training ist eine Maßnahme gegen den geistigen Abbau und kann daher zur längeren Unabhängigkeit führen (Willis et al. 2006). Es gibt allerdings auch Roboter mit bestimmten Softwares, die Menschen helfen mit geistigen Trainingsaufgaben den Verstand gesund zu erhalten. Die geistige Stimulation durch die Aufgaben, als auch bestimmte Kennzeichen und Erinnerungsmerkmale an solchen Robotern wirken, sich positiv auf Betroffene aus. Bei Demenzerkrankten hat sich dadurch nicht nur die Lebensqualität verbessert, sondern auch das allgemeine Verhalten (Robinson et al. 2014: 582).

Ein weiteres zu behandelndes Problem ist das Verwalten der Einnahme von Medikamenten. Ältere Menschen leiden häufig unter chronischen Krankheiten, die sie mit Medikamenten behandeln müssen (Robinson et al. 2014: 583). Oftmals haben ältere Menschen, die viele verschiedene Medikamente einnehmen müssen, Probleme mit der geregelten Einnahme (Corlett 1996). Zum einen Teil nehmen Patienten ihre Arzneimittel nicht ordnungsgemäß ein, da sie Angst vor unerwünschten Nebenwirkungen haben (Kippen et al. 2005) oder davor, dass sie eine Sucht gegenüber der Schmerzbefreiung entwickeln (Sale et al. 2006). Zum anderen Teil nehmen Betroffene ihre Heilmittel nicht nach Vorschrift ein, da das Regelwerk bezüglich der Einnahme zu komplex ist, weil sie sehr vergesslich oder gestresst sind. Ein weiterer Grund, weshalb Patienten ihre Medikamente nicht zu sich nehmen, ist, dass sie keine negativen Symptome wahrnehmen (Robinson et al. 2014: 583). Die unregelmäßige Verabreichung von Medizin kann jedoch zu Komplikationen und zu einer geringen Kontrolle über eine Krankheit führen (Chin/Goldman 1997). Um diese Kontrolle wieder herzustellen sind viele Pflegeroboter auf die Überwachung der Gesundheit konzipiert. Teilweise können sie Gesundheitsparameter erfassen und diese an einen Arzt weiterleiten oder eine Verbindung für eine Beratung via Videoanruf zu einem Mediziner herstellen (Robinson et al. 2014: 584).

Gleichermaßen wie physische und psychische Beschwerden, können negative psychosoziale Faktoren dazu führen (Freedman et al. 1994), dass ein Mensch pflegebedürftig wird. Ältere Menschen, die in soziale Aktivitäten eingebunden sind, haben eine längere Lebenserwartung als diejenigen die alleine leben (Steinbach 1992). Außerdem führt ein einsames Leben zu Symptomen, wie hoher Blutdruck, schlechter Schlaf, eine verschlechterte Wahrnehmung (Bassuk et al. 1999), oder aber auch Krankheiten, wie Demenz und Depressionen. Ein Haustier oder soziale Aktivitäten können der Einsamkeit Abhilfe schaffen und somit den Gesundheitszustand verbessern (Robinson et al. 2014: 584). Ein anderer Lösungsansatz bieten Roboter, die mit Telekommunikation ausgestattet sind und somit nicht nur Fachmänner, sondern auch Freunde oder die Familie anrufen können. Zudem können Roboter selbst, als soziale Begleiter dienen. So gibt es Pflegeroboter die mit Bedürftigen in Interaktion treten können und nach ihnen schauen, was deren Gefühl von Einsamkeit reduziert (Robinson et al. 2014: 585).

## 2.2 Einflussfaktoren auf die Anwendung von Robotik in Betreuung und Gesundheitsversorgung

Becker H., Scheermesser M., Früh M., Treusch Y., Auerbach H., Hüppi R. A., Meier F. (2013): Robotik in Betreuung und Gesundheitsversorgung. Vdf Hochschulverlag, Zürich: 75-92

Der Text von Becker et al. wurde gewählt, da er Aufschluss über die wesentlichen Faktoren für die erfolgreiche Verbreitung und Anwendung von Robotik in der Pflege gibt.

Die Einführung von Robotern in der Betreuung und Gesundheitsversorgung ist von ökonomischen und sozialen Faktoren abhängig. Wesentliche Indikatoren sind der kulturelle Hintergrund, soziale und gesellschaftliche Aspekte, rechtliche und ethische Aspekte, individuelle und psychische Aspekte (Becker et al. 2013: 75).

Die Einstellung zu Robotern ist kulturbedingt und länderspezifisch. In Japan existiert ein positives Bild von Robotern, welches durch historische Erzählungen und Rollen von künstlichen Dienern, die dem Menschen von Nutzen sind, geprägt wurde. Ebenfalls haben japanische Religionen und Philosophien, die Ansicht über menschliche Maschinen positiv beeinflusst, da sie auch Dingen, wie Robotern, eine Seele zuschreiben. Europäer hingegen haben eine kritischere Ansichtsweise gegenüber Robotern. Zum einen ist dies bedingt durch Märchen, in welchen künstliche Geschöpfe mit negativen Rollen und

Eigenschaften besetzt sind. Zum anderen ist dies bedingt durch das Christentum, welches besagt, dass nur der Mensch eine Seele besitzt (Lau & van Est 2009).

Ebenfalls beeinflussen soziale und gesellschaftliche Aspekte die Einführung von Robotern. Allgemeine Ängste der Menschen sind vor allem der Abbau von Arbeitsplätzen, der Verlust zwischenmenschlicher Beziehungen und Kontakte (Connette et al. 2008). Roboter sollen vor allem Hilfsarbeiten übernehmen, wie schwere Dinge heben oder benötigte Utensilien bereitstellen. Somit ersetzen sie laut Hägele et al. (2011) keine menschliche Arbeitskraft, welche für komplexere Aufgaben, wie Logistikaufgaben, notwendig ist. In Zukunft wird versucht den vorherrschenden Arbeitskräftemangel mit einem verlängerten Erwerbsleben auszugleichen. Dieses könnte mit Hilfe von Robotern, die bei kraftaufwendigen, Ausdauer und Geschwindigkeit erfordernden Prozessen den Menschen unterstützen, bewerkstelligt werden (Meier 2008; Mohr & Otto 2005). Hierdurch könnten Arbeitsplätze für Ältere attraktiver werden (Becker et al.2013: 78). Zusätzlich beeinflussen Altersbilder die Verwendung von Robotik. Altersbilder sind kulturell und historisch geprägt und werden sozial konstruiert. Sie werden mit Stigmatisierung und Diskriminierung assoziiert und haben Einfluss auf die Akzeptanz von Produkten (Becker et al. 2013: 79). Jedoch werden ohne hin schon negative Altersbilder durch den Gebrauch von Pflegerobotern nochmals verstärkt (Becker et al. 2013: 81). Menschen, die auf Roboter angewiesen sind, werden als einsam, abhängig und desorientiert eingestuft (Roux 1996, Nationalfondstudie 1993).

Ein weiteres Phänomen, welches sich auf die Verbreitung von Servicerobotern auswirkt, nennt der US-amerikanische Autor Melson (2010), welcher den Verlust direkter zwischenmenschlicher Kontakte als sozialen Trend bezeichnet. Dieser wird einerseits durch das Kommunizieren über das Internet und Telefon hervorgerufen, anderseits dadurch, dass Eltern und Kinder seltener am selben Ort wohnen. Daher werden Hausbesuche von Pflegediensten und Reinigungskräften im sozialen Kontext immer wichtiger für Bedürftige. Patienten haben momentan die Befürchtung, dass der soziale Kontakt durch Pflegeroboter reduziert wird. Unklar ist jedoch wie sich neuartige Technologie im Bereich Pflege auf spätere Generationen, die mit digitaler Kommunikation aufgewachsen sind, auswirken wird (Becker et al. 2013: 83).

Hinzu kommen rechtliche und ethische Aspekte. Verletzt ein Roboter eine der vier Hauptprinzipien der Ethik, nämlich die Gerechtigkeit, Autonomie, Fürsorge oder Nichtschädigung, ist der Einsatz von solchen innovativen Entwicklungen eher unwahrscheinlich (Beachamp & Childress 2008). Weitere ethische Überlegungen und Problemstellungen sind, dass die Pflege von Patienten mit Robotern als unmenschlich angesehen werden könnte; dass Menschen aus der Gesellschaft mit Hilfe von Maschinen ausgegrenzt werden würden oder dass Bedürftige als Probanden für Experimente mit neuen technischen Entwicklungen gesehen werden könnten (Becker et al. 2013: 85). Darüber hinaus sind sich die Fachleute uneinig, ob dem Roboter selbst ethisches Handeln beigebracht werden sollte (Becker et al. 2013: 87). Jedoch sollen dem Roboter keine autonomen Handlungen erlaubt werden, solange es keine Einigung über das korrekte ethische Handeln von Pflegerobotern gibt (Anderson et al. 2010).

Als rechtlicher Aspekt ist die Regulierung von Richtlinien für Pflegeroboter zu nennen. Die Verantwortung für die Richtlinien sollen laut Whitby (2010) von den Herstellern getragen werden. Und zwar in Form von der Einrichtung qualifizierter Stellen, an die sich Verbraucher, als auch der Hersteller selbst, wenden können. Eine weitere wichtige, aber ungeklärte rechtliche Frage ist, wer für einen durch den Roboter entstandenen Schaden haftet (Becker et al. 2013: 89). Mögliche infrage kommende Gruppen sind die medizinische Aufsicht, die Hersteller, die Patienten oder die Zulassungsstellen (Butter et al. 2008). Im Bereich Datenschutz sollen eigene Informationen geschützt werden, indem der Nutzer sein Einverständnis für die Weitergabe seiner Daten geben muss (Matthews 2006) und die Datenerfassung entweder sehr gering gehalten wird oder der Verbraucher zumindest zeitweise sich dieser entziehen kann (Bioethikkommission des Bundeskanzleramts Österreich 2009).

Darüber hinaus spielen individuelle und psychologische Faktoren eine bedeutende Rolle und werden für die erfolgreiche Vermarktung von Robotik entscheidend sein (Connette et al. 2008). Hierbei wird Technik angenommen, welche einen individuell erfahrbaren Vorteil bringt (Renn und Zwick 1997). Mögliche Entscheidungskriterien für den Kauf oder die Anwendung eines Produkts sind z.B. das Abwägen von Aufwand und Kosten gegenüber dem Nutzen, das Wirken der Anwendung eines Produktes auf das soziale Umfeld oder aber auch wie komplex und praktisch ein Gerät ist (Becker et al. 2013: 90). Des Weiteren hat die visuelle Aufmachung eines Roboters Einfluss auf die Akzeptanz. Die äußerliche Gestaltung sollte dem Menschen weder zu ähnlich, noch zu unähnlich sein. Ebenfalls sollte das Aussehen der Funktion oder Aufgabe entsprechen, z.B. sollte ein Roboter der den Blutdruck feststellt, nicht wie eine Comicfigur aussehen. Zuletzt ist die Abhängigkeit der Akzeptanz von Robotern mit den individuellen Erfahrungen mit Technik zu nennen. Umso mehr Kontakt Senioren mit Technik hatten, umso leichter konnten sie sich vorstellen einen Pflegeroboter einzusetzen. (Becker et al., 2013: 90ff.).

Die erfolgreiche Vermarktung hängt allerdings nicht nur von der Akzeptanz der Geräte ab, sondern auch ausschlaggebend von dem Preis oder den Finanzierungsmöglichkeiten. Gleichermaßen ist die Verbreitung von Robotern auch vom Nutzen abhängig, welchen man in Relation mit den Kosten setzt und diese miteinander abwägt, wobei der Nutzen überwiegen muss (Becker et al. 2013: 92).

## 2.3 Professionalisierung lebensweltlicher Krisen durch Technik? Zur Betreuung demenziell erkrankter Personen mittels sozial assistiver Robotik

Pfadenhauer, M.; Dukat, C. (2016): Professionalisierung lebensweltlicher Krisen durch Technik? Österreichische Zeitschrift für Soziologie, 41 1: 115–131

Pfadenhauer und Dukat erklären den Aufbau und die Gestalt der von ihr untersuchten „Roboter-Robbe" und stellen deren Verwendung in Bezug auf Demenzerkrankte in einer Pflegeeinrichtung vor.

In Japan kam 2005 und in Europa kam 2009 eine neuartige Technologie auf den Markt. Es handelt sich um einen tierähnlichen Roboter, der eine Robbe darstellt und vor allem bei Demenzerkrankten und altersgeschwächten Patienten zum Einsatz kommt. Das Äußere des Roboters wird von einem künstlichen und antibakteriellen Fell umschlossen und ähnelt einem Kuscheltier, ist allerdings mit drei Kilogramm deutlich schwerer. Zudem sind motorische Fähigkeiten der Extremitäten und des Kopfes vorhanden. Diese können sich in Reaktionen auf menschliche Tätigkeiten, wie Reden oder Anfassen, oder aber in Aktionen, wie, dass der Roboter softwarebedingt eigenständige Bewegungen ausführt, widerspiegeln. Hinzu kommt, dass die neuartige Technologie tierische Laute von sich geben kann, welche je nach Situation positiv oder negativ ausfallen. Durch lichtempfindliche Sensoren ist es dem Roboter möglich den Tag von der Nacht zu unterscheiden. Bewegliche Augenlider können dem Nutzer vermitteln, dass der Roboter ihn anschaut. Anhand seiner Fähigkeiten und Reaktionen auf menschliche Tätigkeiten kann dieser Roboter der emotionalen Robotik, welche Emotionen in Menschen hervorrufen, zugeordnet werden (Pfadenhauer/Dukat 2016: 119 f.).

In der untersuchten Pflegeeinrichtung wird die künstliche Robbe als fester Bestandteil für die Aktivierung[1] bzw. Mobilisierung der Bewohner eingesetzt und dient als eine Art „Erinnerungstechnologie" für verschiedene Anlässe. Der Roboter ist nicht in der Lage sich selbstständig von einem Raum in den anderen zu bewegen, weshalb er auf fremde Hilfe angewiesen ist. Das Gerät wird von den Pflegekräften in verschiedener Art und Weise transportiert (Pfadenhauer/Dukat 2016: 122). Die Pflegekräfte, die nach einer Einführung und einem mehrwöchigen Training mit dem Roboter eine Qualifikation

---

[1] Die Aktivierung bezeichnet das Auslösen innerer Erregungen bzw. die Anregung des vegetativen Nervensystems als Antrieb der Lernbereitschaft und des menschlichen Verhaltens. Die Aktivierung löst nicht nur Emotionen aus, sie regelt ebenfalls andere hormonelle und neurovegetative Vorgänge, sowie viele motorische Tätigkeiten wie Flucht- und Angriffsreaktion. Allgemein wird der Körper durch die Aktivierung des vegetativen Nervensystems in höchste Leistungsbereitschaft und Aufmerksamkeit versetzt

erhalten haben (Pfadenhauer/Dukat 2016: 121), tragen ihn demonstrativ durch die Einrichtung, sodass die Bewohner die Gelegenheit haben, den Pflegeroboter anzusprechen. Dies nennen Pfadenhauer und Dukat (2016: 123, Z.3-4):,,Aktivierung im Vorübergehen", welche mit einer umso höheren Wahrscheinlichkeit auftritt, umso langsamer die Betreuer zusammen mit dem Gerät laufen. Zusätzliche erhöht sich die Wahrscheinlichkeit einer Aktivierung, wenn dabei der Roboter schon vor der Kontaktaufnahme eingeschaltet wurde. Auch in der Geste des Übergebens an eine andere Person, wird die Robbe nicht belanglos weitergegeben, sondern dargereicht. Hierdurch wird verdeutlicht, dass es sich um etwas Besonderes handelt.

In der Anwendung des Roboters spielen die Betreuer eine große Rolle. In einer Gruppe wendet sich der Pfleger, dessen kommunikative Fähigkeiten durch die Robbe verbal und mimisch unterstützt werden, mit dem Gerät vor allem einer bestimmten Person eine gewisse Zeit lang zu. Die ausgewählte Person erhält über diesen Zeitraum die gesamte Aufmerksamkeit der Gruppenmitglieder. Dadurch kommt es auch trotz mehreren Reaktionen der Bewohner auf den Roboter, nicht zu einem Anschein einer Gruppenaktivierung, sondern zu einer Einzelaktivierung. Diese ist darin zu unterscheiden, ob ein Bewohner auf die künstliche Robbe reagiert oder nicht. Reagiert er, gibt es zwei Handlungsmöglichkeiten. In der Ersten fungiert der Betreuer als Gesprächspartner über das ,,Tier". Diese Interaktion kann mit einer alltäglichen Situation assoziiert werden, in der Menschen mit Hilfe von Gesprächsthemen über Haustiere und anderen Themen ein Stocken des Redeflusses vermeiden und somit eine fließende Unterhaltung führen können (vgl. Bergmann 1988). Die zweite Möglichkeit ist, dass der Pfleger als Beobachter dient und die Reaktionen und Aktionen des Bewohners auf das Gerät analysiert (Pfadenhauer/Dukat 2016: 123 f.).

# 3 Zusammenfassende Würdigung der drei annotierten Quellen

Aufgrund der drei annotierten Quellen wurde deutlich, dass die Robotik eine wichtige Unterstützung in der zukünftigen Pflege von alten und kranken Menschen in der Gesellschaft darstellen kann. Daher besitzen die künstlichen ,,Wesen" das Potenzial den Pflegenotstand einzudämmen. Pflegeroboter sind in der Lage Menschen sowohl auf geistiger, als auch körperlicher Ebene beizustehen und sind somit fähig die Unabhängigkeit vieler Pflegebedürftiger zu verlängern. Es gibt eine Vielzahl verschiedener Modelle von Robotern mit bestimmten Fähigkeiten, welche Menschen bei unterschiedlichen physischen und psychischen Einschränkungen, aber auch bei sozialer Einsamkeit behilflich sein können. Allerdings kommen pflegende Roboter bislang noch relativ selten in privaten oder öffentlichen Einrichtungen zum Einsatz. Dies ist bedingt durch die zahlreichen Hürden, die diese neue Technologie überwinden muss. Hierbei ist vor allem die Akzeptanz der Nutzer zu nennen, welche durch soziale, ökonomische und kulturelle Faktoren beeinflusst wird. Zusätzlich stellen momentan die Kosten und die Finanzierung eines Pflegeroboters ein weiteres Problem dar.

Ob und in wieweit Roboter tatsächlich das menschliche Leben in altersbedingten Problemen begleiten werden, wird sich in Zukunft zeigen. Auch inwieweit sich die Robotik technisch noch verbessern wird und ob ein einziger Roboter irgendwann im Stande sein wird, eine menschliche Pflegekraft zu ersetzen, bleibt bislang noch ein interessanter, aber ungewisser Gedanke.

.

# Abbildungsverzeichnis

# Literaturverzeichnis

**Beck, S. (Hrsg.) (2012):** Jenseits von Mensch und Maschine: Ethische und rechtliche Fragen zum Umgang mit Robotern, Künstlicher Intelligenz und Cyborgs. Baden-Baden: Nomos Verlagsgesellschaft mbH & Co. KG.

**Becker, H.; Scheermesser, M.; Früh, M.; Treusch, Y.; Auerbach, H.; Hüppi, A.; Meier, F. (2013):** Robotik in Betreuung und Gesundheitsversorgung. Zürich: VDF Hochschulverlag AG.

**Bogner, A. (Hrsg.) (2013):** Ethisierung der Technik - Technisierung der Ethik: Der Ethik-Boom im Lichte der Wissenschafts- und Technikforschung. Mein Roboter handelt moralischer als ich? Baden-Baden: Nomos Verlagsgesellschaft mbH & Co. KG.

**Burzan, N.; Hitzler, R.; Kirschner, H. (Hrsg.) (2016):** Materiale Analysen: Methodenfragen in Projekten. Wiesbaden: Springer Fachmedien Wiesbaden.

**Frennert, S.; Östlund, B. (2014):** Review: Seven Matters of Concern of Social Robots and Older People. International Journal of Social Robotics, 6 2: 299–310.

**Graf, B.; Jacobs, T.; Luz, J.; Compagna, D.; Derpmann, S.; Shire, K. (2012):** Einsatz und Pilotierung mobiler Serviceroboter zur Unterstützung von Dienstleistungen in der stationären Altenpflege. In: Shire, Karen A.; Leimeister, Jan Marco (Hrsg.): Technologiegestützte Dienstleistungsinnovation in der Gesundheitswirtschaft. Wiesbaden: Gabler Verlag, 265–288.

**Hilgendorf, E. (Hrsg.) (2013):** Robotik im Kontext von Recht und Moral. Baden-Baden: Nomos Verlagsgesellschaft mbH & Co. KG.

**Krings, B.-J.; Böhle, K.; Decker, M.; Nierling, L.; Schneider, C. (2014):** Serviceroboter in Pflegearrangements. Zukünftige Themen der Innovations-und Technikanalyse: lessons learned und ausgewählte Ergebnisse. KIT Scientific Publishing, Karlsruhe: 63–121.

**Meyer, S. (2011):** Mein Freund der Roboter. Servicerobotik für ältere Menschen - eine Antwort auf den demographischen Wandel? Berlin u.a.: VDE-Verlag.

**Pfadenhauer, M.; Dukat, C. (2016):** Professionalisierung lebensweltlicher Krisen durch Technik? Österreichische Zeitschrift für Soziologie, 41 1: 115–131.

**Rau, P.-L. P. (Hrsg.) (2016):** Cross-Cultural Design: 8th International Conference, CCD 2016, Held as Part of HCI International 2016, Toronto, ON, Canada, July 17-22, 2016, Proceedings. Cham: Springer International Publishing.

**Robinson, H.; MacDonald, B.; Broadbent, E. (2014):** The Role of Healthcare Robots for Older People at Home. A Review. International Journal of Social Robotics, 6 4: 575–591.

**Shire, K. A.; Leimeister, J. M. (Hrsg.) (2012):** Technologiegestützte Dienstleistungsinnovation in der Gesundheitswirtschaft. Wiesbaden: Gabler Verlag.

**Spindler, G. (2013):** Zivilrechtliche Fragen beim Einsatz von Robotern. In: Hilgendorf, Eric (Hrsg.): Robotik im Kontext von Recht und Moral. Baden-Baden: Nomos Verlagsgesellschaft mbH & Co. KG, 63–81.

**Weber, K.; Frommeld, D.; Manzeschke, A.; Fangerau, H. (2015):** Technisierung des Alltags. Beitrag für ein gutes Leben? Stuttgart: Franz Steiner Verlag.

**Ziegler, S. (2016):** Robotik in der Pflege von Personen mit Demenz. In: Burzan, Nicole; Hitzler, Ronald; Kirschner, Heiko (Hrsg.): Materiale Analysen: Methodenfragen in Projekten. Wiesbaden: Springer Fachmedien Wiesbaden, 53–69.

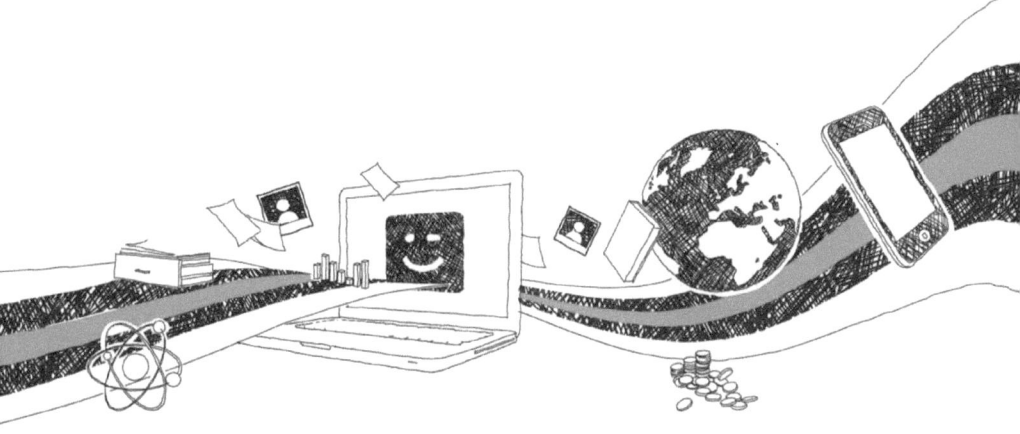
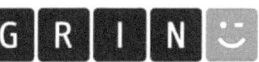